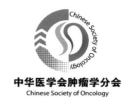

中华医学会肿瘤学分会
Chinese Society of Oncology

中国结直肠癌诊疗规范

2017版

国家卫生健康委员会医政医管局
中华医学会肿瘤学分会　组织编写
　　　顾　晋　汪建平　主编

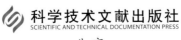

U0227370

科学技术文献出版社
SCIENTIFIC AND TECHNICAL DOCUMENTATION PRESS
·北京·

图书在版编目（CIP）数据

中国结直肠癌诊疗规范：2017版 / 国家卫生健康委员会医政医管局，中华医学会肿瘤学分会组织编写；顾晋，汪建平主编. —北京：科学技术文献出版社，2018. 12

ISBN 978-7-5189-3972-5

Ⅰ.①中… Ⅱ.①国… ②中… ③顾… ④汪… Ⅲ.①结肠癌—诊疗—规范—中国 ②直肠癌—诊疗—规范—中国 Ⅳ.① R735.3-65

中国版本图书馆 CIP 数据核字（2018）第 033633 号

中国结直肠癌诊疗规范（2017版）

策划编辑：顾达维 责任编辑：蔡 霞 程 寒 责任校对：文 浩 责任出版：张志平

出 版 者	科学技术文献出版社	
地 址	北京市复兴路15号 邮编 100038	
编 务 部	（010）58882938，58882087（传真）	
发 行 部	（010）58882868，58882870（传真）	
邮 购 部	（010）58882873	
官 方 网 址	www.stdp.com.cn	
发 行 者	科学技术文献出版社发行 全国各地新华书店经销	
印 刷 者	北京地大彩印有限公司	
版 次	2018 年 12 月第 1 版 2018 年 12 月第 1 次印刷	
开 本	880×1230 1/32	
字 数	35千	
印 张	2.125	
书 号	ISBN 978-7-5189-3972-5	
定 价	18.00元	

国家卫生计生委
《中国结直肠癌诊疗规范（2017版）》
专家组名单

总顾问　孙　燕

顾　问　郑　树　万德森

组　长　顾　晋　汪建平

外科组（按姓氏笔画为序）

组　长　汪建平　张苏展　顾　晋　蔡三军

组　员　于跃明　王锡山　兰　平　许剑民　宋　纯　邱辉忠
张忠涛　柳建忠　贾宝庆　徐忠法　梁小波　傅传刚
裴海平　潘志忠　燕　锦

内科组（按姓氏笔画为序）

组　长　李　进　沈　琳　徐瑞华

组　员　巴　一　邓艳红　白　莉　白春梅　刘云鹏　陶　敏
袁　瑛　徐建明

放疗组（按姓氏笔画为序）

组　长　李晔雄　章　真

组　员　王仁本　朱　莉　李永恒　金　晶　高远红　蔡　勇

病理组（按姓氏笔画为序）

组　长　梁智勇

组　员　李　挺　邱志强　金木兰　笪冀平　盛伟琪　薛卫成

影像组（按姓氏笔画为序）

组　长　孙应实

组　员　王　屹　周智洋

秘书组（按姓氏笔画为序）

组　长　王晰程　彭亦凡

组　员　刘　骞　张江鹄　张晓燕　练　磊　周炜洵

目　录

一、概述

我国结直肠癌（Colorectal cancer,CRC）的发病率和死亡率均保持上升趋势。2015 中国癌症统计数据显示：我国结直肠癌发病率、死亡率在全部恶性肿瘤中均位居第 5 位，其中新发病例 37.6 万例，死亡病例 19.1 万例。其中，城市地区发病率远高于农村地区，且结肠癌的发病率上升显著。多数患者发现时已属于中晚期。

为进一步规范我国结直肠癌诊疗行为，提高医疗机构结直肠癌诊疗水平，改善结直肠癌患者预后效果，保障医疗安全和医疗质量，特制定本规范。

二、诊断技术与应用

（一）临床表现

早期结直肠癌可无明显症状，病情发展到一定程度可出现下列症状：

1. 排便习惯改变；

2. 大便性状改变（变细、血便、黏液便等）；

3. 腹痛或腹部不适；

4. 腹部肿块；

5. 肠梗阻相关症状；

6.贫血及全身症状：如消瘦、乏力、低热等。

（二）疾病史和家族史

1.结直肠癌发病可能与以下疾病相关：溃疡性结肠炎、结直肠息肉、克罗恩病（Crohn Disease）、血吸虫病等，应详细询问患者相关病史。

2.遗传性结直肠癌发病率约占总体结直肠癌发病率的6%左右，应详细询问患者相关家族史，主要包括：林奇综合征（Lynch syndrome）、家族性腺瘤性息肉病（Familial adenomatous polyposis，FAP）、黑斑息肉综合征（Peutz-Jeghers syndrome）等。

（三）体格检查

1.一般状况评价、全身浅表淋巴结特别是腹股沟及锁骨上淋巴结的情况。

2.腹部视诊和触诊，检查有无肠型、肠蠕动波、腹部叩诊及听诊检查了解有无移动性浊音及肠鸣音异常。

3.直肠指检：凡疑似结直肠癌者必须进行常规肛门直肠指检以进一步诊断。主要目的是了解直肠肿瘤大小、大体形状、质地、占肠壁周径的范围、基底部活动度、肿瘤下缘距肛缘的距离、肿瘤向肠外浸润状况、与周围脏器的关系、有无盆底种植等，同时观察有否指套血染。

（四）实验室检查

1.血常规：了解有无贫血。

2. 尿常规：观察有无血尿，结合泌尿系影像学检查了解肿瘤是否侵犯泌尿系统。

3. 大便常规：注意有无红细胞、白细胞。

4. 粪便隐血试验：针对消化道少量出血的诊断具有重要价值。

5. 生化、电解质及肝肾功能等。

6. 结直肠癌患者在诊断、治疗前、评价疗效、随访时必须检测 CEA、CA19-9；有肝转移患者建议检测 AFP；疑有腹膜、卵巢转移患者建议检测 CA125。

（五）内镜检查

直肠镜和乙状结肠镜适用于病变位置较低的结直肠病变。

所有疑似结直肠癌患者均推荐全结肠镜检查，但以下情况除外：

1. 一般状况不佳，难以耐受；

2. 急性腹膜炎、肠穿孔、腹腔内广泛粘连；

3. 肛周或严重肠道感染。

内窥镜检查报告必须包括：进镜深度、肿物大小、距肛缘距离、肿物形态、局部浸润的范围，对可疑病变必须行病理学活组织检查。

由于结肠肠管在检查时可能出现皱缩，因此内窥镜所见肿物远侧距离肛缘距离可能存在误差，建议结合 CT、MRI 或钡剂灌肠明确病灶部位。

（六）影像学检查

1. 常用检查方法

（1）X 线

推荐气钡双重 X 线造影作为筛查及诊断结直肠癌的检查方法，但不能应用于结直肠癌分期诊断。如疑有结肠或直肠梗阻的患者应当谨慎选择。

（2）超声

推荐直肠腔内超声用于早期直肠癌（T_2 期及以下）分期诊断。

（3）CT

推荐行胸部 / 全腹 / 盆腔 CT 增强扫描检查，用于以下几个方面：

①结肠癌 TNM 分期诊断；

②随访中筛查结直肠癌吻合口复发及远处转移；

③判断结肠癌原发灶及转移瘤新辅助治疗、转化治疗、姑息治疗的效果；

④阐明钡剂灌肠或内窥镜发现的肠壁内和外在性压迫性病变的内部结构，明确其性质；

⑤有 MRI 检查禁忌证的直肠癌患者，CT 评价直肠系膜筋膜（MRF）的价值有限，尤其对于低位直肠癌。

（4）MRI

推荐 MRI 作为直肠癌常规检查项目。对于局部进展期直肠癌患者，需在新辅助治疗前、后分别行基线 MRI 检查，目的在于评价新辅助治疗的效果。

若无禁忌，建议直肠癌患者行 MRI 扫描前肌注山莨菪碱抑制肠蠕动；建议行非抑脂、小 FOV 轴位高分辨 T2WI 扫描；推荐行 DWI 扫描，尤其是新辅助治疗后的直肠癌患者；对于有 MRI 禁忌证的患者，可行 CT 增强扫描。

（5）PET-CT

不推荐常规使用，但对于病情复杂、常规检查无法明确诊断的患者可作为有效的辅助检查。对于术前检查提示为Ⅲ期以上肿瘤的患者，推荐使用。

（6）排泄性尿路造影

仅限于肿瘤较大且可能侵及尿路的患者，其他患者不推荐术前常规检查。

2. 结肠癌临床关键问题的影像学评价

推荐行全腹 + 盆腔 CT（平扫 + 增强）扫描，可以兼顾癌肿本身及转移瘤好发部位——肝脏。影像医生需评价结肠癌的 TNM 分期及有无 EMVI（壁外脉管癌栓）。

3. 直肠癌临床关键问题的影像学评价

（1）推荐直肠癌患者行 MRI 检查。影像需明确肿瘤的位置、TNM 分期、直肠系膜筋膜（MRF）状态、有无 EMVI。

（2）对于其他部位远处转移瘤的筛查，如肺部，推荐行胸部 CT 检查；肝脏，推荐行肝脏 MRI 增强或 CT 增强，或超声造影检查，如条件允许，建议首选肝脏 MRI 增强；全身部位的筛查，建议行 PET-CT 检查。

4. 推荐使用直肠癌 MRI 结构式报告，下附模板可供参考，见表 1。

<table>
<caption>表 1 直肠癌 MRI 结构式报告</caption>
<tr><td>姓名</td><td>性别</td><td>年龄</td><td>影像号</td><td>病案号</td><td>检查日期</td></tr>
<tr><td>检查项目</td><td colspan="2">直肠MRI</td><td colspan="3">临床诊断</td></tr>
</table>

肿瘤T-分期	
病变定位	
腹膜返折	[ ]腹膜返折以上、未受累 [ ]腹膜返折以下、未受累 [ ]跨腹膜返折、未受累 [ ]腹膜返折受累
参照肿瘤下缘至肛直肠环（ARG）距离定位	[ ]上段直肠癌：10～15cm以内 [ ]中段直肠癌：5～10cm以内 [ ]下段直肠癌：5cm以内

大小测量				
肿块型	斜轴位测量：__ mm ×__ mm		矢状位测量（纵径）：__ mm	
肠壁浸润型	斜轴位测量肠壁最厚：__ mm		矢状位测量（纵径）：__ mm	
病变环绕肠周径	<1/4周	1/4～1/2周	1/2～3/4周	3/4～1周

肿瘤浸润程度描述-T分期	
	T_1：肿瘤侵犯至黏膜下层 T_2：肿瘤侵犯固有肌层，但未穿透肌外膜 T_3：肿瘤突破固有肌层外膜，到达直肠周围系膜脂肪内[ ] __ mm 　3a：肿瘤突破肌外膜<1mm

		3b：肿瘤突破肌外膜1～5mm
		3c：肿瘤突破肌外膜5～15mm
		3d：肿瘤突破肌外膜＞15mm
		T_{4a}：肿瘤累及腹膜或浆膜（上段直肠）
		T_{4b}：肿瘤侵犯毗邻脏器

备注：

淋巴结N-分期（需综合淋巴结边缘、形态、内部信号特征评价）

[ ]直肠上动脉周围LN	可疑淋巴结数量：	最大短径：
[ ]直肠系膜筋膜内LN	可疑淋巴结数量：	最大短径：
[ ]髂内血管旁LN	可疑淋巴结数量：	最大短径：

备注：

[ ]髂外血管旁LN	可疑淋巴结数量：	最大短径：
[ ]腹股沟LN	可疑淋巴结数量：	最大短径：

备注：

直肠系膜筋膜（MRF）状态	[ ]阳性：前、后、左、右	导致ＭＲＦ阳性的原因：肿瘤、淋巴结、癌结节、阳性EMVI
	[ ]阴性	

备注：

直肠壁外血管浸润（EMVI）：	[ ]有：前、后、左、右	部位：参考肿瘤定位（上段、中段、下段）
	[ ]无	

备注：

其他异常征象　[ ]提示黏液腺癌可能

诊断意见：mrT_ N_ M_ ，MRF（ ），EMVI（ ）。

（七）病理组织学检查

病理活检报告是结直肠癌治疗的依据。活检诊断为浸润性癌的病例进行规范性结直肠癌治疗。因受活检取材的限制，活检病理不能确定有无黏膜下浸润，诊断为高级别上皮内瘤变的病例，建议临床医师综合其他临床信息包括内镜（此处就用的内镜，不是内窥镜）或影像学评估的肿瘤大小、侵犯深度、是否可疑淋巴结转移等，确定治疗方案。低位直肠肿瘤可能涉及是否保肛决策时，建议病理医师在报告中备注说明活检组织有无达到"癌变"程度。确定为复发或转移性结直肠癌时，推荐检测肿瘤组织 *K-ras* 及 *N-ras* 基因、*BRAF* 基因、错配修复蛋白表达或微卫星状态及其他相关基因状态以指导进一步治疗。

（八）开腹或腹腔镜探查术

如下情况，建议行开腹或腹腔镜探查术：

1. 经过各种诊断手段仍不能明确诊断且高度怀疑结直肠肿瘤。

2. 出现肠梗阻，进行保守治疗无效。

3. 可疑出现肠穿孔。

4. 保守治疗无效的下消化道大出血。

（九）结直肠癌的诊断步骤

结直肠癌诊断步骤参见附图 -1。诊断结束后推荐行 cTNM 分期。

三、病理评估

（一）标本固定标准

1. 固定液：推荐使用 10% 中性缓冲福尔马林固定液，避免使用含有重金属的固定液。

2. 固定液量：必须大于等于所固定标本体积的 5 ～ 10 倍。

3. 固定温度：正常室温。

4. 固定时间：标本应尽快剖开固定，离体到开始固定的时间不宜超过 30 分钟。建议由病理医师进行标本剖开。

推荐内镜下切除标本或活检标本：≥ 6 小时，≤ 48 小时。

手术标本：≥ 12 小时，≤ 48 小时。

（二）取材要求

1. 活检标本

（1）核对临床送检标本数量，送检活检标本必须全部取材。

（2）将标本包于纱布或柔软的透水纸中以免丢失。

（3）每个蜡块内包埋不超过 5 粒活检标本，并依据组织大小适当调整。

2. 内镜切除标本

（1）建议由临床医师规范化处理，无蒂息肉病变用墨汁标记切缘后，放入固定液；有蒂息肉可直接放入固定液；扁平病变展平钉板后放入固定液中进行标本固定，并于钉板及病理申请单上准确标记切缘的解剖学部位，如口侧缘、肛侧缘等。

（2）建议记录标本和肿瘤病变的大小，各方位距切缘的距离。

（3）息肉切除标本的取材：首先明确息肉的切缘、有无蒂及蒂部的直径。息肉分为无蒂（Is）型、亚蒂（Isp）型及有蒂（Ip）型息肉，取材时要考虑到切缘和有蒂息肉蒂部的浸润情况能够客观正确地评价。

建议按如下方式取材：无蒂息肉以切缘基底部为中心向左、右两侧全部取材（图1）。有蒂息肉当蒂切缘直径＞2mm时，略偏离蒂切缘中心处垂直于蒂切缘平面切开标本，再平行此切面，间隔2～3mm将标本全部取材（图2）；蒂切缘直径≤2mm时，垂直于蒂切缘平面间隔2～3mm将全部标本取材，使蒂部作为一个单独的蜡块（图3）。推荐按同一包埋方向全部取材。记录组织块对应的方位。

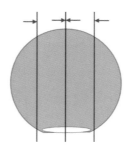

图1 无蒂息肉取材

注：以切缘基底部为中心平行切开，向左、右两侧全部取材。箭头方向为推荐包埋方向。

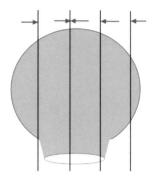

图 2　宽蒂（直径＞ 2mm）的有蒂息肉取材

注：垂直于蒂切缘平面，间隔 2 ～ 3mm 将标本全部取材。箭头方向为推荐包埋方向。

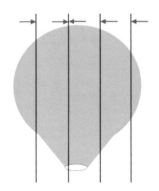

图 3　窄蒂（直径≤ 2mm）的有蒂息肉取材

注：垂直于蒂切缘平面，间隔 2 ～ 3mm 将全部标本取材，使蒂部作为一个单独的蜡块。箭头方向为推荐包埋方向。

3. 手术标本

（1）肠壁及肿瘤

①描述并记录肿瘤大体类型。沿肠壁长轴剪开肠管、垂直于肠壁切取肿瘤标本，肿瘤组织充分取材，视肿瘤

大小、浸润深度、不同质地、颜色等区域分别取材，肿瘤浸润最深处至少1块全层厚度肿瘤及肠壁组织，以判断肿瘤侵犯的最深层次。仔细观察浆膜受累情况，当肿瘤临近或侵犯浆膜时，取材可疑侵犯浆膜的区域，以便镜下准确判断浆膜受累情况。切取能够显示肿瘤与邻近黏膜关系的组织。

②切取远侧、近侧手术切缘。推荐切取系膜/环周切缘，对于可疑系膜/环周切缘阳性的病例，建议按手术医师用墨汁标记的部分切取。建议尽量对不同切缘区分标记。

③记录肿瘤距远侧及近侧切缘的距离。

④肠标本如包含回盲部或肛管、肛门，并且肿瘤累及上述部位，应当于回盲瓣、齿状线、肛门皮肤切缘取材。常规取材阑尾。

⑤行中低位直肠癌根治术时需要完整切除直肠系膜，推荐病理医师对手术标本进行系统检查，包括系膜的完整性、环周切缘是否有肿瘤侵犯，这是评价全直肠系膜切除手术质量的重要指标。

⑥新辅助治疗后的直肠癌手术标本，需仔细观察原肿瘤部位的改变并进行记录。如仍有较明显肿瘤，按常规进行取材。如肿瘤较小或肉眼无明显肿瘤，需根据治疗前肠镜所见将原肿瘤所在范围全部取材。

（2）淋巴结

建议外科医师根据局部解剖体征和术中所见，分组送检淋巴结，有利于淋巴结引流区域的定位；在未接到手术医师分组送检医嘱或标记的情况下，病理医师按照以下原则检出标本中的淋巴结：

全部淋巴结均需取材（建议检出至少 12 枚淋巴结，接受过术前治疗患者的淋巴结可以低于 12 枚）。所有肉眼阴性的淋巴结应当完整送检。

（3）推荐取材组织块体积：不大于 2.0cm×1.5cm×0.3cm。

（三）取材后标本处理原则和保留时限

1. 剩余标本的保存。取材剩余组织保存在标准固定液中，并始终保持充分的固定液量和甲醛浓度，避免标本干枯或因固定液量不足或浓度降低而致组织腐变；以备根据镜下观察诊断需求而随时补充取材；或以备在病理诊断报告签发后接到临床反馈信息时复查大体标本或补充取材。

2. 剩余标本处理的时限。建议在病理诊断报告签发 2 周后，未接到临床反馈信息，未发生因外院会诊意见分歧而要求复审等情形后，可由医院按相关规定处理。

3. 有条件的单位最好低温留存新鲜组织，以备进一步研究使用。

（四）病理类型

1. 早期（pT_1）结直肠癌

癌细胞穿透结直肠黏膜肌浸润至黏膜下，但未累及固有肌层，为早期结直肠癌（pT_1）。上皮重度异型增生及没有穿透黏膜肌层的癌称为高级别上皮内瘤变，包括局限于黏膜层、但有固有膜浸润的黏膜内癌。

若为内镜下或经肛的局部切除标本，建议对早期结直肠癌的黏膜下浸润深度进行测量并分级。扁平病变当黏膜下浸润深度≤1000μm时，为黏膜下浅层浸润，是内镜治疗的适应证；当黏膜下浸润深度＞1000μm时，为黏膜下深层浸润，不是内镜治疗的适应证，应考虑再行外科手术扩大切除范围。黏膜肌可以明确时，浸润深度的测量是从黏膜肌的下缘至浸润最深的距离，当黏膜肌完全消失时，黏膜下浸润深度从表面开始测量。有蒂病变分为两种情况，当黏膜肌呈分支状生长时，以两侧肿瘤和非肿瘤之间的连线为基线，基线以上的浸润视为头浸润，相当于未见黏膜下浸润；基线以下的浸润视为蒂浸润，相当于黏膜下深层浸润，已不是内镜治疗的适应证，应考虑再行外科手术扩大切除范围。当有蒂病变的黏膜肌可以定位时，按扁平病变处理浸润深度。

2.进展期结直肠癌的大体类型

（1）隆起型。凡肿瘤的主体向肠腔内凸出者，均属本型。

（2）溃疡型。肿瘤形成深达或贯穿肌层之溃疡者均属此型。

（3）浸润型。肿瘤向肠壁各层弥漫浸润，使局部肠壁增厚，但表面常无明显溃疡或隆起。

3.组织学类型

（1）腺癌，普通型；

（2）腺癌，特殊型，包括黏液腺癌、印戒细胞癌、锯齿状腺癌、微乳头状癌、髓样癌、筛状粉刺型腺癌；

（3）腺鳞癌；

（4）鳞癌；

（5）梭形细胞癌 / 肉瘤样癌；

（6）未分化癌；

（7）其他特殊类型；

（8）癌，不能确定类型。

4. 组织学分级

针对结直肠腺癌（普通型），组织学分级标准见表 2。

表 2　结直肠癌组织学分级标准
（依据世界卫生组织 World Health Organization，WHO 2010 版）

标准	分化程度	数字化分级 [a]	描述性分级
>95% 腺管形成	高分化	1	低级别
50% ～ 95% 腺管形成	中分化	2	低级别
0 ～ 49% 腺管形成	低分化	3	高级别
高水平微卫星不稳定性 [b]	不等	不等	低级别

注：a：未分化癌（4 级）这一类别指无腺管形成、黏液产生、神经内分泌、鳞状或肉瘤样分化；b：MSI-H。

（五）病理报告内容

1. 活检标本的病理报告内容和要求

（1）患者基本信息及送检信息。

（2）如有上皮内瘤变（异型增生），报告分级。对于低位直肠肿瘤诊断高级别上皮内瘤变时，因可能涉及治疗方案的决策，建议病理医师在报告中备注说明活检组织有无达到"癌变"程度。

（3）如为浸润性癌，区分组织学类型。

（4）确定为结直肠癌时，推荐检测错配修复（MMR）蛋白（MLH1，MSH2，MSH6，PMS2）表达情况。确定为无法手术切除的结直肠癌时，建议检测 $K\text{-}ras$ 及 $3N\text{-}ras$ 基因、$BRAF$ 基因突变情况及其他相关基因状态。

临床医师应当了解活检标本的局限性，活检病理不能完全确定有无黏膜下浸润时，活检病理诊断为高级别上皮内瘤变，此时肿瘤主体可能为浸润性癌。

2. 内镜切除标本的病理报告内容和要求

（1）患者基本信息及送检信息。

（2）标本大小、肿瘤大小。

（3）上皮内瘤变（异型增生）的分级。

（4）如为穿透黏膜肌层浸润到黏膜下的浸润性癌，报告癌组织的组织学分型、分级、黏膜下浸润深度、脉管侵犯情况、神经侵犯情况、水平切缘及垂直切缘情况，推荐检测错配修复（MMR）蛋白（MLH1，MSH2，MSH6, PMS2）表达情况，建议报告肿瘤出芽分级。

若癌具有 3 或 4 级分化、黏膜下深层浸润、脉管侵犯、切缘阳性（肿瘤距电灼切缘＜ 1mm）等高危因素，临床需考虑再行外科手术。

3. 手术标本的病理报告内容和要求

（1）患者基本信息及送检信息。

（2）大体情况：肿瘤大小、大体类型、肉眼所见浸润深度、有无穿孔、肿瘤距两侧切缘的距离。

（3）肿瘤分化程度（肿瘤分型、分级）。

（4）肿瘤浸润深度（T 分期）（T 分期或 ypT 是根据有活力的肿瘤细胞来决定的，经过新辅助治疗的标本内无细胞的黏液湖不认为是肿瘤残留）。

（5）检出淋巴结数目和阳性淋巴结数目及淋巴结外肿瘤结节（Tumor Deposit，TD）（N 分期），后者指肠周脂肪组织内与原发肿瘤不相连的实性癌结节，镜下可见癌细胞沉积但未见残留淋巴结结构。无淋巴结转移、有癌结节时，报告为 N_{1c} 分期，并需报告癌结节数目；有淋巴结转移时，依照阳性淋巴结数目进行 N 分期，无需考虑癌结节，但病理报告中同样需报告癌结节数目。

（6）近端切缘、远端切缘的状况。

（7）推荐报告系膜 / 环周切缘的状况（如果肿瘤距切缘很近，应当在显微镜下测量并报告肿瘤与切缘的距离，肿瘤距切缘 1mm 以内报切缘阳性）。

（8）肿瘤退缩分级（TRG），用以评估肿瘤术前新辅助治疗疗效，见表 3。

表 3　肿瘤退缩分级（TRG）		
0 级	完全退缩	无肿瘤细胞残留
1 级	中等退缩	单个或小灶肿瘤细胞残留
2 级	轻微退缩	肿瘤残留，并见大量纤维化间质
3 级	无退缩	广泛肿瘤残留，无或少量肿瘤细胞坏死

注：1）TRG 评分仅限于原发肿瘤病灶；

2）肿瘤细胞是指有活性的瘤细胞，不包括退变、坏死的瘤细胞；

3）放 / 化疗后出现的无细胞的黏液湖，不是肿瘤残留。

（9）脉管侵犯情况（以 V 代表血管，V1 为镜下血管浸润，V2 为肉眼血管浸润，L 代表淋巴管）。建议尽量区分血管与淋巴管浸润。

（10）神经束侵犯。

（11）错配修复（MMR）蛋白（MLH1，MSH2，MSH6，PMS2）表达情况。建议依据免疫组化检测结果选择检测错配修复蛋白的基因状态和甲基化状态。

（12）确定为复发或转移性结直肠癌时，推荐检测 *K-ras*、*N-ras*、*BRAF* 基因状态。如无手术切除标本可从活检标本中测定。

完整病理报告（表 4、5）的前提是临床医师填写详细的病理诊断申请单，详细描述手术所见及相关临床辅助检查结果并清楚标记淋巴结。临床医师与病理医师的相互交流、信任和配合是建立正确分期和指导临床治疗的基础。

表 4　结直肠内镜切除标本结构式报告
（仅适用于完整的息肉或黏膜 / 肠壁切除标本）

姓　名　　性别　　年龄　　病理号 病案号　　　送检部位	
标本大小	最大径：__ cm，另两径：__ cm × __ cm
息肉大小	最大径：__ cm，另两径：__ cm × __ cm
息肉结构	□带蒂，蒂部长度 __ cm，直径 __ cm □广基
息肉类型	□腺管状腺瘤 □绒毛状腺瘤 □绒毛腺管状腺瘤

	□传统锯齿状腺瘤 □广基锯齿状息肉 / 腺瘤 □错构瘤样息肉 □其他：
高级别上皮内瘤变	□无 □有 □有固有膜浸润（黏膜内癌）
浸润性癌（癌浸润黏膜下）	□无 □有
浸润性癌大小	最大径：__ cm，另两径：__ cm × __ cm
组织学分型	□腺癌，普通型 □腺癌，特殊型 □黏液腺癌 □印戒细胞癌 □锯齿状腺癌 □微乳头状癌 □髓样癌 □筛状粉刺型癌 □腺鳞癌 □鳞癌 □梭形细胞 / 肉瘤样癌 □未分化癌 □其他特殊类型：_____ □癌，类型不能确定
组织学分级	□不能确定 □低级别（高 / 中分化） □高级别（低分化，未分化）
肿瘤侵犯（浸润最深处）	□固有膜 □黏膜肌 □黏膜下（<1000μm） □黏膜下（>1000μm） □固有肌层

深切缘（蒂部切缘）	□不能评估 □无浸润性癌累及，浸润性癌距切缘距离：__ mm □浸润性癌累及
黏膜切缘	□不能评估 □无上皮内瘤变 / 异型增生 □可见腺瘤（低级别上皮内瘤变 / 异型增生） □可见高级别上皮内瘤变 / 异型增生或黏膜内癌 □浸润性癌累及
脉管侵犯	□未见 □可见 □不确定
错配修复蛋白免疫组化	MLH-1（　　）　　PMS-2（　　） MSH-2（　　）　　MSH-6（　　）

表 5　结直肠切除标本结构式报告

姓名　　　　性别　　　年龄　　　　病理号 病案号　　　　送检部位	
标本大小	长度：__ cm　周径：__ cm
肿瘤位置	距近侧断端 __ cm，距远侧断端 __ cm
大体类型	□隆起型 □溃疡型 □浸润型
肿瘤大小	最大径：__ cm，另两径：__ cm × __ cm
大体肿瘤穿孔	□可见 □未见 □不能确定

组织学分型	□腺癌，普通型 □腺癌，特殊型 □黏液腺癌 □印戒细胞癌 □锯齿状腺癌 □微乳头状癌 □髓样癌 □筛状粉刺型癌 □腺鳞癌 □鳞癌 □梭形细胞 / 肉瘤样癌 □未分化癌 □其他特殊类型：＿＿＿＿＿＿＿＿＿＿ □癌，类型不能确定
组织学分级	□不能确定 □低级别（高 / 中分化） □高级别（低分化，未分化）
肿瘤侵犯(浸润最深处)	□不能评估 □无原发肿瘤证据 □无固有膜浸润 □黏膜内癌，侵犯固有膜 / 黏膜肌 □肿瘤侵犯黏膜下层 □肿瘤侵犯固有肌层 □肿瘤侵透固有肌层达浆膜下脂肪组织或无腹膜被覆的结肠周 / 直肠周软组织但未延至浆膜表面 □肿瘤穿透脏层腹膜（浆膜）（包括大体肠管通过肿瘤穿孔和肿瘤通过炎性区域连续浸润腹膜脏层表面） □肿瘤粘连至其他器官或结构：＿＿＿＿＿＿ □肿瘤直接侵犯附近结构：＿＿＿＿＿＿＿

近侧端切缘	□不能评估 □无上皮内瘤变／异型增生 □可见腺瘤（低级别上皮内瘤变／异型增生） □可见高级别上皮内瘤变／异型增生或黏膜内癌 □浸润性癌累及
远侧端切缘	□不能评估 □无上皮内瘤变／异型增生 □可见腺瘤（低级别上皮内瘤变／异型增生） □可见高级别上皮内瘤变／异型增生或黏膜内癌 □浸润性癌累及
环周（放射状）或系膜切缘	□不适用 □不能评估 □无浸润性癌累及 □浸润性癌累及（肿瘤见于距切缘 0 ～ 1mm 处）
治疗效果（新辅助治疗后癌适用）	□无前期治疗 □有治疗效果 □无残存肿瘤（0 级，完全退缩） □中等退缩（1 级，少许残存肿瘤） □轻微退缩（2 级） □未见明确反应（3 级，反应不良） □不明确
脉管侵犯	□未见 □可见 □不确定
神经侵犯	□未见 □可见 □不确定

淋巴结	□无淋巴结送检或未找到淋巴结 □检查的淋巴结_枚 □受累的淋巴结_枚
淋巴结外肿瘤结节	□未见 □可见（数量：__） □不确定
错配修复蛋白免疫组化	MLH-1（　）　PMS-2（　） MSH-2（　）　MSH-6（　）
病理分期	□ m（多个原发肿瘤） □ r（复发性） □ y（新辅助治疗后） T __ N __ M __

附：结直肠癌 TNM 分期

美国癌症联合委员会（AJCC）/国际抗癌联盟（UICC）结直肠癌 TNM 分期系统（2017 年第八版）

原发肿瘤（T）

T_x　原发肿瘤无法评价

T_0　无原发肿瘤证据

Tis　原位癌：黏膜内癌（侵犯固有层，未侵透黏膜肌层）

T_1　肿瘤侵犯黏膜下（侵透黏膜肌层但未侵入固有肌层）

T_2　肿瘤侵犯固有肌层

T_3　肿瘤穿透固有肌层未穿透腹膜脏层到达结直肠旁组织

T_4　肿瘤侵犯腹膜脏层或侵犯或粘连于附近器官或

结构

T_{4a} 肿瘤穿透腹膜脏层（包括大体肠管通过肿瘤穿孔和肿瘤通过炎性区域连续浸润腹膜脏层表面）

T_{4b} 肿瘤直接侵犯或粘连于其他器官或结构

区域淋巴结（N）

N_x 区域淋巴结无法评价

N_0 无区域淋巴结转移

N_1 有 1 ~ 3 枚区域淋巴结转移（淋巴结内肿瘤 ≥ 0.2mm），或存在任何数量的肿瘤结节并且所有可辨识的淋巴结无转移

  N_{1a} 有 1 枚区域淋巴结转移

  N_{1b} 有 2 ~ 3 枚区域淋巴结转移

  N_{1c} 无区域淋巴结转移，但有肿瘤结节存在：浆膜下、肠系膜或无腹膜覆盖的结肠旁，或直肠旁 / 直肠系膜组织

N_2 有 4 枚或以上区域淋巴结转移

  N_{2a} 4 ~ 6 枚区域淋巴结转移

  N_{2b} 7 枚或以上区域淋巴结转移

远处转移（M）

M_0 无远处转移

M_1 转移至一个或更多远处部位或器官，或腹膜转移被证实

  M_{1a} 转移至一个部位或器官，无腹膜转移

  M_{1b} 转移至两个或更多部位或器官，无腹膜转移

M_{1c}　仅转移至腹膜表面或伴其他部位或器官的转移

表 6　解剖分期／预后组别					
期别	T	N	M		
0	Tis	N_0	M_0		
I	T_1	N_0	M_0		
	T_2	N_0	M_0		
II A	T_3	N_0	M_0		
II B	T_{4a}	N_0	M_0		
II C	T_{4b}	N_0	M_0		
III A	$T_{1\sim2}$	N_1/N_{1c}	M_0		
	T_1	N_{2a}	M_0		
III B	$T_{3\sim4a}$	N_1/N_{1c}	M_0		
	$T_{2\sim3}$	N_{2a}	M_0		
	$T_{1\sim2}$	N_{2b}	M_0		
III C	T_{4a}	N_{2a}	M_0		
	$T_{3\sim4a}$	N_{2b}	M_0		
	T_{4b}	$N_{1\sim2}$	M_0		
IV A	任何 T	任何 N	M_{1a}		
IV B	任何 T	任何 N	M_{1b}		
IV C	任何 T	任何 N	M_{1c}		

注：cTNM 是临床分期，pTNM 是病理分期；前缀 y 用于接受新辅助（术前）治疗后的肿瘤分期（如 ypTNM），病理学完全缓解的患者分期为 $ypT_0N_0cM_0$，可能类似于 0 期或 1 期。前缀 r 用于经治疗获得一段无瘤间期后复发的患者（rTNM）。

四、外科治疗

（一）结肠癌的外科治疗规范

1. 结肠癌的手术治疗原则

（1）全面探查，由远及近。必须探查并记录肝脏、胃肠道、子宫及附件、盆底腹膜，以及相关肠系膜和主要血管淋巴结和肿瘤临近脏器的情况。

（2）建议切除足够的肠管，清扫区域淋巴结，整块切除，建议常规清扫两站以上淋巴结。

（3）推荐锐性分离技术。

（4）推荐由远及近的手术清扫。建议先处理肿瘤滋养血管。

（5）推荐遵循无瘤手术原则。

（6）对已失去根治性手术机会的肿瘤，如果患者无出血、梗阻、穿孔症状，则根据多学科会诊评估确定是否需要切除原发灶。

（7）结肠新生物临床诊断高度怀疑恶性肿瘤及活检报告为高级别上皮内瘤变，如患者可耐受手术，建议行手术探查。

2. 早期结肠癌 $cT_1N_0M_0$ 的治疗

建议采用内镜下切除、局部切除或结肠切除术。侵入黏膜下层的浅浸润癌（SM1），可考虑行内窥镜下切除，决定性内窥镜下切除前，需要仔细评估肿瘤大小、预测浸润深度、肿瘤分化程度等相关信息必不可少。术前内镜超声检查属 T_1 或局部切除术后病理证实为 T_1 期肿瘤，如果切除完整、切缘（包括基底）阴性而且具有良好预后的组织学特征（如分化程度良好、无脉管浸润），则无论是广基还是带蒂，不推荐再行手术切除。如果具有预后不良的组织学特征，或者非完整切除，标本破碎切缘无法评价，推荐追加结肠切除术加区域淋巴结清扫。

如行内镜下切除或局部切除必须满足如下要求：

（1）肿瘤大小 < 3cm；

（2）切缘距离肿瘤 > 3mm；

（3）活动，不固定；

（4）仅适用于 T_1 期肿瘤；

（5）高 - 中分化；

（6）治疗前影像学检查无淋巴结转移的征象。

注：局部切除标本必须由手术医师展平、固定，标记方位后送病理检查。

3. $T_{2\sim4}$，$N_{0\sim2}$，M_0 结肠癌

（1）首选的手术方式是相应结肠肠段的切除加区域淋巴结清扫。区域淋巴结清扫必须包括肠旁、中间和系膜根部淋巴结。建议标示系膜根部淋巴结并送病理学检查；如果怀疑清扫范围以外的淋巴结有转移推荐完整切除，无法切除者视为姑息切除。

（2）家族性腺瘤性息肉病如已发生癌变，建议行全结直肠切除加回肠储袋肛管吻合术。尚未发生癌变者可根据病情选择全结直肠切除或者肠管节段性切除。林奇

综合征患者应在与患者充分沟通的基础上，在全结直肠切除与节段切除结合肠镜随访之间选择。

（3）肿瘤侵犯周围组织器官建议联合脏器整块切除。术前影像学报告为 T_4 的结肠癌，在多学科（MDT）讨论的前提下，可行新辅助化疗再施行结肠切除术。

（4）行腹腔镜辅助的结肠切除术建议由有腹腔镜经验的外科医师根据情况酌情实施。

（5）对于已经引起梗阻的可切除结肠癌，推荐行 I 期切除吻合，或 I 期肿瘤切除近端造口远端闭合，或造口术后 II 期切除，或支架植入术后限期切除。如果肿瘤局部晚期不能切除或者临床上不能耐受手术，建议给予包括手术在内的姑息性治疗，如近端造口术、短路手术、支架植入术等。

（二）直肠癌的外科治疗

直肠癌手术的腹腔探查处理原则同结肠癌。

1. 直肠癌局部切除（$cT_1N_0M_0$）

早期直肠癌（$cT_1N_0M_0$）的治疗处理原则同早期结肠癌。

早期直肠癌（$cT_1N_0M_0$）如经肛门切除必须满足如下要求：

（1）肿瘤大小＜ 3cm；

（2）切缘距离肿瘤＞ 3mm；

（3）活动，不固定；

（4）距肛缘 8cm 以内；

（5）仅适用于 T_1 期肿瘤；

（6）无血管淋巴管浸润（LVI）或神经浸润（PNI）；

（7）高 - 中分化；

（8）治疗前影像学检查无淋巴结转移的征象；

（9）内镜下切除的息肉，伴癌浸润，或病理学不确定，需追加扩大的局部切除。

注：局部切除标本必须由手术医师展平、固定、标记方位后送病理检查。

2. 直肠癌（$cT_{2\sim4}$,$N_{0\sim2}$,M_0）

必须行根治性手术治疗。中上段直肠癌推荐行低位前切除术；低位直肠癌推荐行腹会阴联合切除术或慎重选择保肛手术。中下段直肠癌必须遵循直肠癌全系膜切除术原则，尽可能锐性游离直肠系膜。尽量保证环周切缘阴性，对可疑环周切缘阳性者，应加后续治疗。肠壁远切缘距离肿瘤≥2cm，直肠系膜远切缘距离肿瘤≥5cm或切除全直肠系膜。在根治肿瘤的前提下，尽可能保留肛门括约肌功能、排尿和性功能。治疗原则如下：

（1）切除原发肿瘤，保证足够切缘，远切缘至少距肿瘤远端 2cm。下段直肠癌（距离肛门＜ 5cm）远切缘距肿瘤 1～2cm 者，建议术中冰冻病理检查证实切缘阴性。直肠系膜远切缘距离肿瘤下缘≥5cm或切除全直肠系膜。

（2）切除引流区域淋巴脂肪组织。

（3）尽可能保留盆腔自主神经。

（4）术前影像学提示 $cT_{3\sim4}$ 的局部进展期中下段直肠癌，建议行新辅助放化疗或新辅助化疗，新辅助（术前）

放化疗与手术的间隔时间见放化疗部分。

（5）肿瘤侵犯周围组织器官者争取联合脏器切除。

（6）合并肠梗阻的直肠新生物，临床高度怀疑恶性，而无病理诊断，不涉及保肛问题，并可耐受手术的患者，建议剖腹探查。

（7）对于已经引起肠梗阻的可切除直肠癌，推荐行Ⅰ期切除吻合，或 Hartmann 手术，或造口术后Ⅱ期切除，或支架植入解除梗阻后限期切除。Ⅰ期切除吻合前推荐行术中肠道灌洗。如估计吻合口瘘的风险较高，建议行Hartmann 手术或Ⅰ期切除吻合及预防性肠造口。

（8）如果肿瘤局部晚期不能切除或临床上不能耐受手术，推荐给予姑息性治疗，包括选用放射治疗来处理不可控制的出血和疼痛，近端双腔造口术、支架植入来处理肠梗阻及支持治疗。

（9）术中如有明确肿瘤残留，建议放置银夹作为后续放疗的标记。

（10）行腹腔镜辅助的直肠癌根治术建议由有腹腔镜经验的外科医师根据具体情况实施手术。

五、内科治疗

内科药物治疗的总原则：必须明确治疗目的，确定属于术前治疗 / 术后辅助治疗或者姑息治疗；必须及时评价疗效和不良反应，并根据具体情况进行治疗目标和药物及剂量的调整。重视改善患者生活质量及合并症处理，包括疼痛、营养、精神心理等。

（一）结直肠癌的术前治疗

1. 直肠癌的新辅助放化疗

新辅助治疗的目的在于提高手术切除率，提高保肛率，延长患者无病生存期。推荐新辅助放化疗仅适用于距肛门 <12cm 的直肠癌。

（1）直肠癌术前治疗推荐以氟尿嘧啶类药物为基础的新辅助放化疗。

（2）$T_{1 \sim 2}N_0M_0$ 或有放化疗禁忌的患者推荐直接手术，不推荐新辅助治疗。

（3）T_3 和（或）N^+ 的可切除直肠癌患者，推荐术前新辅助放化疗。

（4）T_4 或局部晚期不可切除的直肠癌患者，必须行新辅助放化疗。治疗后必须重新评价，多学科讨论是否可行手术。

新辅助放化疗中，化疗方案推荐首选卡培他滨单药或持续灌注 5-FU 或者 5-FU/LV，在长程放疗期间同步进行化疗。放疗方案请参见放射治疗原则。

（5）对于不适合放疗的患者，推荐在多学科讨论下决定是否行单纯的新辅助化疗。

2. T_{4b} 结肠癌术前治疗

（1）对于初始局部不可切除的 T_{4b} 结肠癌，推荐选择客观有效率高的化疗方案或化疗联合靶向治疗方案（具体方案参见结直肠癌肝转移术前治疗）。必要时，在多学科讨论下决定是否增加局部放疗。

（2）对于初始局部可切除的 T_{4b} 结肠癌，推荐在多学科讨论下决定是否行术前化疗或直接手术治疗。

3. 结直肠癌肝和（或）肺转移术前治疗

结直肠癌患者合并肝转移和（或）肺转移，可切除或者潜在可切除，具体参见相关内容。如果多学科讨论推荐术前化疗或化疗联合靶向药物治疗：西妥昔单抗（推荐用于 *K-ras*、*N-ras*、*BRAF* 基因野生型患者），或联合贝伐珠单抗。化疗方案推荐 CapeOx（卡培他滨＋奥沙利铂），或者 FOLFOX（奥沙利铂＋氟尿嘧啶＋醛氢叶酸），或者 FOLFIRI（伊立替康＋氟尿嘧啶＋醛氢叶酸），或者 FOLFOXIRI（奥沙利铂＋伊立替康＋氟尿嘧啶＋醛氢叶酸）。建议治疗时限 2～3 个月。

治疗后必须重新评价，并考虑是否可行局部毁损性治疗，包括手术、射频和立体定向放疗。

（二）结直肠癌辅助治疗

辅助治疗应根据患者肿瘤的原发部位、病理分期、分子指标及术后恢复状况来决定。推荐术后 4 周左右开始辅助化疗（体质差者适当延长），化疗时限 3～6 个月。在治疗期间应该根据患者体力情况、药物毒性、术后 TN 分期和患者意愿，酌情调整药物剂量和（或）缩短化疗周期。

1. I 期（$T_{1～2}N_0M_0$）不推荐辅助治疗。

2. II 期结肠癌的辅助化疗。II 期结肠癌患者，应当确认有无以下高危因素：组织学分化差（III 或 IV 级）、

T_4、血管淋巴管浸润、术前肠梗阻 / 肠穿孔、标本检出淋巴结不足（少于 12 枚）、神经侵犯、切缘阳性或无法判定。

①Ⅱ期结肠癌，无高危因素者，建议随访观察，或者单药氟尿嘧啶类药物化疗。

②Ⅱ期结肠癌，有高危因素者，建议辅助化疗。化疗方案推荐选用 5-FU/LV、卡培他滨、CapeOx 或 5-FU/LV/ 奥沙利铂方案。

③如肿瘤组织检查为 dMMR（错配修复缺陷）或 MSI-H（微卫星不稳定），不推荐氟尿嘧啶类药物的单药辅助化疗。

3. Ⅱ期直肠癌，辅助放疗参见放疗内容，如行辅助化疗，化疗方案参照Ⅱ期结肠癌方案。治疗期间应根据患者体力情况调整化疗周期和强度或改为观察。

4. Ⅲ期结直肠癌的辅助化疗。Ⅲ期结直肠癌患者，推荐辅助化疗。化疗方案推荐选用 CapeOx，FOLFOX 方案或单药卡培他滨，5-FU/LV 方案。

5. 直肠癌辅助放化疗。$T_{3 \sim 4}$ 或 $N_{1 \sim 2}$ 距肛缘＜12cm 直肠癌，推荐术前新辅助放化疗，如术前未行新辅助放疗，可考虑辅助放化疗，其中化疗推荐以氟尿嘧啶类药物为基础的方案。放疗方案请参见放射治疗原则。

6. 目前不推荐在辅助化疗中使用伊立替康或者靶向药物。

（三）复发 / 转移性结直肠癌化疗

目前，治疗晚期或转移性结直肠癌使用的化疗药物：

5-FU/LV、伊立替康、奥沙利铂、卡培他滨。靶向药物包括西妥昔单抗（推荐用于 *K-ras*、*N-ras*、*BRAF* 基因野生型患者）、贝伐珠单抗和瑞格非尼。

1. 在治疗前推荐检测肿瘤 *K-ras*、*N-ras*、*BRAF* 基因状态。

2. 联合化疗应当作为能耐受化疗的转移性结直肠癌患者的一、二线治疗。推荐以下化疗方案：FOLFOX/FOLFIRI ± 西妥昔单抗（推荐用于 *K-ras*、*N-ras*、*BRAF* 基因野生型患者），CapeOx/FOLFOX/FOLFIRI/ ± 贝伐珠单抗。

3. 原发灶位于右半结肠癌（回盲部到脾曲）的预后明显差于左半结肠癌（自脾曲至直肠）。对于 *K-ras*、*N-ras*、*BRAF* 基因野生型患者，一线治疗右半结肠癌中 VEGF 单抗（贝伐珠单抗）的疗效优于 EGFR 单抗（西妥昔单抗），而在左半结肠癌中 EGFR 单抗疗效优于 VEGF 单抗。

4. 三线及三线以上标准系统治疗失败患者推荐瑞戈非尼或参加临床试验。对在一、二线治疗中没有选用靶向药物的患者也可考虑伊立替康联合西妥昔单抗（推荐用于 *K-ras*、*N-ras*、*BRAF* 基因野生型）治疗。

5. 不能耐受联合化疗的患者，推荐方案 5-FU/LV 或卡培他滨单药 ± 靶向药物。不适合 5-Fu/LV 的晚期结直肠癌患者可考虑雷替曲塞治疗。

6. 姑息治疗 4 ～ 6 个月后疾病稳定但仍然没有 R_0 手术机会的患者，可考虑进入维持治疗（如采用毒性较低的 5-FU/LV 或卡培他滨单药联合靶向治疗或暂停全身系统治疗），以降低联合化疗的毒性。

7. 对于 BRAF V600E 突变患者，如果一般状况较好，可考虑 FOLFOXIRI ± 贝伐珠单抗的一线治疗。

8. 晚期患者若一般状况或器官功能状况很差，推荐最佳支持治疗。

9. 如果转移局限于肝或（和）肺，参考肝 / 肺转移治疗部分。

10. 结直肠癌局部复发者，推荐进行多学科评估，判定能否有机会再次切除或者放疗。如仅适于化疗，则采用上述晚期患者药物治疗原则。

（四）其他治疗

晚期患者在上述常规治疗不适用的前提下，可以选择局部治疗。

（五）最佳支持治疗

最佳支持治疗应该贯穿于患者的治疗全过程，建议多学科综合治疗。最佳支持治疗推荐涵盖以下三方面：

1. 疼痛管理：准确完善疼痛评估，综合合理治疗疼痛，推荐按照疼痛三阶梯治疗原则进行，积极预防处理止痛药物不良反应。同时关注病因治疗。重视患者及家属疼痛教育和社会精神心理支持。加强沟通随访。

2. 营养支持：建议常规评估营养状态，给予适当的营养支持，倡导肠内营养支持。

3. 精神心理干预：建议有条件的地区由癌症心理专

业医师进行心理干预和必要的精神药物干预。

（六）临床试验

临床试验有可能在现有标准治疗基础上给患者带来更多获益（例如：dMMR 或 MSI-H 患者有可能从免疫治疗获益）。鉴于目前药物治疗疗效仍存在不少局限，建议鼓励患者在自愿的前提下参加与其病情相符的临床试验。

六、直肠癌放射治疗规范

（一）放射治疗适应证

直肠癌放疗或放化疗的主要目的为新辅助/辅助治疗、转化性放疗和姑息治疗。新辅助/辅助治疗的适应证主要针对Ⅱ～Ⅲ期直肠癌；新辅助长程同步放化疗结束推荐间隔5～12周接受根治性手术，短程放疗（25Gy/5次）联合即刻根治性手术（放疗完成后1～2周内）可推荐用于 MRI 或超声内镜诊断的 T_3 期直肠癌；对于复发/转移并具有根治机会的患者建议转化性放疗；姑息性治疗的适应证为肿瘤局部区域复发和（或）远处转移。对于某些不能耐受手术或者有强烈保肛意愿的患者，可以试行根治性放疗或放化疗。

1.I 期直肠癌局部切除术后，有高危因素者，推荐行根治性手术（高危因素详见外科部分）；如拒绝根治手术者，建议术后放疗。

2. 临床诊断为 Ⅱ / Ⅲ 期直肠癌，推荐行术前放疗或术前同步放化疗。

3. 根治术后病理诊断为 Ⅱ / Ⅲ 期直肠癌，如果未行术前放化疗者，推荐行术后同步放化疗。

4. 局部晚期不可手术切除的直肠癌（T_4），必须行术前同步放化疗，放化疗后重新评估，争取根治性手术。

5. Ⅳ 期直肠癌：对于转移病灶可切除或潜在可切除的 Ⅳ 期直肠癌，建议化疗 ± 原发病灶放疗，治疗后重新评估可切除性；转移灶必要时行立体定向放疗或姑息减症放疗。

6. 局部区域复发直肠癌：可切除的局部复发患者，建议先行手术切除，然后再考虑是否行术后放疗。不可切除局部复发患者，若既往未接受盆腔放疗，推荐行术前同步放化疗，放化疗后重新评估，并争取手术切除。

（二）放射治疗规范

1. 靶区定义

必须进行原发肿瘤高危复发区域和区域淋巴引流区照射。

（1）原发肿瘤高危复发区域包括肿瘤 / 瘤床、直肠系膜区和骶前区。

（2）区域淋巴引流区包括真骨盆内髂总血管淋巴引流区、直肠系膜区、髂内血管淋巴引流区和闭孔血管淋巴引流区。

（3）有肿瘤和（或）残留者，全盆腔照射后局部缩野加量照射，同时需慎重考虑肠道受照射剂量。

（4）盆腔复发病灶的放疗

①既往无放疗病史，建议行复发肿瘤及高危复发区域放疗，可考虑肿瘤局部加量放疗。

②既往有放疗史，根据情况决定是否放疗。

2. 照射技术

根据医院具有的放疗设备选择不同的放射治疗技术，如常规放疗、三维适形放疗、调强放疗、图像引导放疗等。

（1）推荐 CT 模拟定位，如无 CT 模拟定位，必须行常规模拟定位。建议俯卧位或仰卧位，充盈膀胱。

（2）推荐三维适形或调强放疗技术。

（3）如果调强放疗，必须进行计划验证。

（4）局部加量可采用术中放疗、腔内照射或外照射技术。

（5）放射性粒子植入治疗不推荐常规应用。

3. 照射剂量

无论使用常规照射技术还是三维适形放疗或调强放疗等新技术，都必须有明确的照射剂量定义方式。三维适形照射和调强放疗必须应用体积剂量定义方式，常规照射应用等中心点的剂量定义模式。

（1）术前或术后放疗，原发肿瘤高危复发区域和区域淋巴引流区推荐 DT 45 ～ 50.4Gy，每次 1.8 ～ 2.0Gy，共 25 ～ 28 次。局部晚期不可手术切除直肠癌推荐长疗程的常规分割照射，不推荐如 25Gy/5 次 /1 周联合即刻手术。

术前放疗如采用其他剂量分割方式，有效生物剂量必须 ≥ 30Gy。术后放疗不推荐 25Gy/5 次 /1 周的短程放疗。

（2）有肿瘤和（或）残留者，全盆腔照射后局部缩野加量照射 DT 10 ～ 20 Gy，同时需慎重考虑肠道受照射剂量。

（三）同步放化疗的化疗方案和顺序

1. 同步放化疗的化疗方案。推荐卡培他滨或 5-FU 为基础方案。

2. 术后放化疗和辅助化疗的顺序。Ⅱ ～ Ⅲ期直肠癌根治术后，推荐先行同步放化疗再行辅助化疗或先行 1 ～ 2 个周期辅助化疗、同步放化疗再辅助化疗的夹心治疗模式。

七、肝转移的治疗

（一）初始可达到根治性切除的结直肠癌肝转移

1. 同时性肝转移是指结直肠癌确诊时发现的肝转移，而结直肠癌根治术后发生的肝转移称为异时性肝转移。

2. 推荐所有肝转移患者接受多学科协作治疗。

（1）新辅助化疗

①结直肠癌确诊时合并初始可根治性切除的肝转移：在原发灶无出血、梗阻或穿孔，且肝转移灶有清除后复发高危因素时推荐术前化疗，化疗方案见内科治疗。

②结直肠癌根治术后发生的可根治性切除的肝转移：原发灶切除术后未接受过化疗，或化疗 12 个月以前已完成，且肝转移灶有清除后复发高危因素时可采用术前化疗；肝转移发现前 12 个月内接受过化疗的患者，可直接切除肝转移灶。

（2）肝转移灶清除后（NED）的患者推荐根据术前治疗情况及术后病理在多学科讨论下决定是否行术后辅助化疗和方案。

3. 局部治疗

（1）肝转移灶手术的适应证

①结直肠癌原发灶能够或已经根治性切除。

②肝转移灶可切除，且有足够的肝脏功能。

③患者全身状况允许，没有的肝外转移病变；或仅为肺部结节性病灶。

（2）肝转移灶手术的禁忌证

①结直肠癌原发灶不能取得根治性切除。

②出现不能切除的肝外转移。

③预计术后残余肝脏容积不够。

④患者全身状况不能耐受手术。

（3）手术治疗

①同时性肝转移如条件许可，可达到根治性切除的，建议结直肠癌原发灶和肝转移灶同步切除。

②术前评估不能满足原发灶和肝转移灶同步切除条件的同时性肝转移：Ⅰ.先手术切除结直肠癌原发病灶，肝转移灶的切除可延至原发灶切除后 3 个月内进行。Ⅱ.急

诊手术不推荐原发结直肠癌和肝脏转移病灶同步切除。

③结直肠癌根治术后发生肝转移既往结直肠原发灶为根治性切除且不伴有原发灶复发，肝转移灶能完全切除且肝切除量 <50%（无肝硬化者），应当予以手术切除肝转移灶。

④肝转移灶切除术后复发达到手术条件的，可进行 2 次、3 次甚至多次的肝转移灶切除。

（4）射频消融：射频消融也是根除肝转移灶的治疗手段之一，但局部复发率较高。一般要求接受射频消融的转移灶最大直径小于 3cm，且一次消融最多 3 个。对于肝转移切除术中预计残余肝脏体积过小时，也建议对剩余直径小于 3cm 的转移灶联合射频消融治疗。

（5）立体定向放疗（SBRT）：目前也是根除肝转移灶的治疗手段之一，是不适合手术或消融治疗患者的替代治疗方法。

（二）潜在可切除肝转移的治疗

必须经过 MDT 讨论制定治疗方案，建议新辅助化疗或其他治疗后再次评估，转化为可切除肝转移，按可切除治疗方案处理，仍为不可切除的，参照不可切除肝转移的治疗原则。

（三）不可切除肝转移的治疗

1. 原发灶的处理

（1）结直肠癌原发灶无出血、梗阻症状或无穿孔时可以行全身化疗，也可选择先行切除结直肠癌的原发病灶，继而进一步治疗。

（注：对于结直肠癌原发灶无出血、梗阻症状或无穿孔时合并始终无法切除的肝/肺转移的患者是否必须切除原发灶目前仍有争议。）

（2）结直肠癌原发灶存在出血、梗阻症状或穿孔时，应先行切除结直肠癌原发病灶，继而全身化疗，参见内科姑息治疗部分。治疗后每 6～8 周予以评估，决定下一步治疗方案。

2. 射频消融

推荐在以下情况考虑射频消融：①一般情况不适宜或不愿意接受手术治疗的可切除结直肠癌肝转移患者；②预期术后残余肝脏体积过小时，可先切除部分较大的肝转移灶，对剩余直径小于 3cm 的转移病灶进行射频消融。

3. 放射治疗

对于无法手术切除的肝转移灶，若全身化疗、动脉灌注化疗或射频消融治疗无效，可考虑放射治疗，但不作常规推荐。

八、肺转移的治疗

（一）可切除肺转移的治疗

1. 新辅助及辅助治疗

参见结直肠癌肝转移的相关规范，但目前对于肺转移灶切除后是否需行化疗仍有争议。

2. 局部治疗

影像学的诊断可以作为手术的依据，不需要组织病理及经皮针刺活检证据。当影像学提示转移灶不典型等其他病情需要时，应通过组织病理对转移灶加以证实，或密切观察加以佐证。

（1）手术治疗原则

①原发灶必须能根治性切除（R_0）。

②肺外有不可切除病灶不建议行肺转移病灶切除。

③肺切除后必须能维持足够功能。

④某些患者可考虑分次切除。

⑤肺外可切除转移病灶，可同期或分期处理。

（2）手术时机选择

肺转移灶切除时机尚无定论。

①即刻手术，可以避免可切除灶进展为不可切除灶，或肿瘤播散。

②延迟手术：因肺的多发转移较常见，对单个微小结节可留 3 个月的窗口观察期，可能避免重复性手术。

③对于同期可切除肺及肝转移灶的患者，如身体情况允许可行同时肝、肺切除。对于不能耐受同期切除的患者，建议先肝后肺的顺序。

（3）手术方式

常用的方式为楔形切除，其次为肺叶切除、肺段切除及全肺切除。纳米激光切除适用于多部位或转移瘤深在的患者。

肺转移灶复发率高，如复发病灶可切除，条件合适的患者可进行二次甚至多次切除，能够有效延长患者生存期。

（4）射频消融

对于转移灶小（最大直径 <3cm）、远离大血管的肺转移灶，射频消融表现出良好的局部控制率（约 90%）。

（5）立体定向放疗（SBRT）

对于不适合手术及消融治疗的肺转移患者，SBRT 能提供良好的局部控制率和可接受的并发症率，是一种替代治疗方案。

（二）不可手术切除肺转移的治疗

参见结直肠癌肝转移的相关内容。

九、腹膜转移的治疗

结直肠癌确诊的腹膜转移为同时性腹膜转移；异时性腹膜癌为结直肠癌根治术后发生的腹膜转移。常用治疗方法如下：

1.肿瘤细胞减灭术（CRS）：全腹膜切除术（前壁腹膜、左右侧壁腹膜、盆底腹膜、膈面腹膜的完整切除，肝圆韧带、镰状韧带、大网膜、小网膜的切除，以及肠表面、肠系膜、脏层腹膜肿瘤的剔除和灼烧），联合脏器切除（胃、部分小肠、结直肠、部分胰腺、脾脏、胆囊、部分肝脏、子宫、卵巢、肾脏、输尿管等）等。

2. 腹腔热灌注化疗（HIPEC）：CRS 结束后，选择开放式或闭合式腹腔热灌注化疗。

3.CRS+HIPEC 联合全身治疗是目前的标准疗法，全身治疗包括化疗和（或）靶向治疗。

十、局部复发直肠癌的治疗

（一）分型

目前，局部复发的分型建议使用以下分类方法： 根据盆腔受累的解剖部位分为中心型（包括吻合口、直肠系膜、直肠周围软组织、腹会阴联合切除术后会阴部），前向型（侵及泌尿生殖系包括膀胱、阴道、子宫、精囊腺、前列腺），后向型（侵及骶骨、骶前筋膜），侧方型（侵犯盆壁软组织或骨性骨盆）。

（二）治疗原则

根据患者和病变的具体情况评估，可切除或潜在可切除患者争取手术治疗，并与术前放化疗、术中放疗、辅助放化疗等结合使用；不可切除的患者建议放、化疗结合的综合治疗。

（三）手术治疗

1.可切除性的评估

必须在术前评估复发病灶得到根治切除的可能性。

推荐根据复发范围考虑决定是否使用术前放化疗。建议根据术中探查结果核实病灶的可切除性，必要时可行术中冰冻病理检查。

不可切除的局部复发病灶包括：

①广泛的盆腔侧壁侵犯；

②髂外血管受累；

③肿瘤侵至坐骨大切迹、坐骨神经受侵；

④侵犯第 2 骶骨水平及以上。

2. 手术原则

（1）推荐由结直肠外科专科医师根据患者和病变的具体情况选择适当的手术方案，并与术前放化疗、术中放疗、辅助放化疗等结合使用。

（2）推荐必要时与泌尿外科、骨科、血管外科、妇产科医师等共同制订手术方案。

（3）手术探查必须由远及近，注意排除远处转移。

（4）必须遵循整块切除原则，尽可能达到 R_0 切除。

（5）术中注意保护输尿管（酌情术前放置输尿管支架）及尿道。

3. 可切除的病灶手术方式

手术方式包括低位前切除术（LAR）、腹会阴联合切除术（APR）、Hartmann 术及盆腔清扫术等。

（1）中心型：建议行 APR 以保证达到 R_0 切除；既往行保肛手术的在病变较为局限的情况下可考虑 LAR。APR 术后会阴部术野复发如病变局限可考虑行经会阴或经骶切除术。

（2）前向型：患者身体情况可以耐受手术，可考虑切除受侵犯器官，行后半盆清扫或全盆脏器切除术。

（3）侧向型：切除受累及的输尿管、髂内血管及梨状肌。

（4）后向型：腹骶联合切除受侵骶骨。会阴部切口可使用大网膜覆盖或一期缝合。必要时使用肌皮瓣或生物材料补片。

（四）放射治疗原则

可切除的局部复发患者，推荐先行手术切除，然后再考虑是否行术后放疗；也可根据既往放化疗方案考虑是否先行放化疗，然后再行手术。不可切除局部复发患者，若既往未接受盆腔放疗，推荐行术前同步放化疗，放化疗后重新评估，并争取手术切除。参见放射治疗相关内容。

（五）化疗原则

可切除的复发转移患者，不常规推荐术前化疗，术后考虑行辅助化疗，化疗方案参见辅助化疗章内容。

十一、肠造口康复治疗

（一）人员、任务、架构

有条件的医院推荐配备造口治疗师（专科护士）。造口治疗师的职责包括所有造口（肠造口、胃造口、尿路造口、气管造口等）术前术后的护理，复杂伤口的处理，大小便失禁的护理，开设造口专科门诊，联络患者及其他专业人员和造口用品商，组织造口联谊会并开展造口访问者活动。

（二）术前心理治疗

推荐向患者充分解释有关的诊断、手术和护理知识，让患者接受患病的事实，并对即将发生的事情有全面的了解。

（三）术前造口定位

推荐术前由医师、造口治疗师、家属及患者共同选择造口部位。

1. 要求：患者自己能看到，方便护理；有足够的粘贴面积；造口器材贴于造口皮肤时无不适感觉。

2. 常见肠造口位置如图 4。

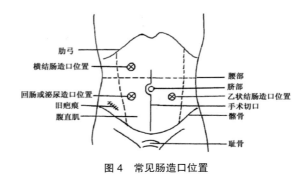

图 4　常见肠造口位置

（四）肠造口术后护理

1.术后第一天开放造口，要注意观察造口的血运情况。

2.选择造口用品的标准应当具有轻便、透明、防臭、防漏和保护周围皮肤的功能，患者佩戴合适。

3.保持肠造口周围皮肤的清洁干燥。长期服用抗生素、免疫抑制剂和激素的患者，应当特别注意肠造口部位真菌感染。

十二、随访

结直肠癌治疗后一律推荐定期随访。

（一）病史和体检及 CEA、CA19-9 监测，每 3 个月 1 次，共 2 年，然后每 6 个月 1 次，总共 5 年，5 年后每年 1 次。

（二）胸腹 / 盆 CT 或 MRI 每半年 1 次，共 2 年，然后每年一次共 5 年。

（三）术后 1 年内行肠镜检查，如有异常，1 年内复查；如未见息肉，3 年内复查；然后 5 年 1 次，随诊检查出现的结直肠腺瘤均推荐切除。如术前肠镜未完成全结肠检查，建议术后 3～6 个月行肠镜检查。

（四）PET-CT 不是常规推荐的检查项目，对已有或疑有复发及远处转移的患者，可考虑 PET-CT 检查，可检验出或影像学排除复发转移。

附录——诊疗流程图

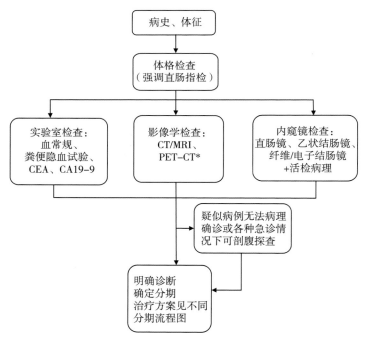

附图 -1　结直肠癌的诊断流程
（注：*PET-CT 不常规推荐）

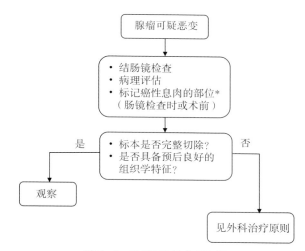

附图 -2   腺瘤恶变的处理流程

（注：* 供再次手术时定位用）

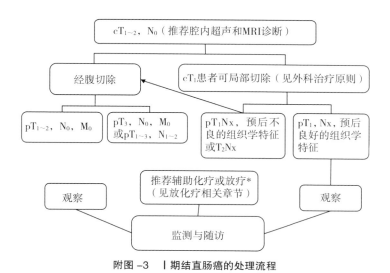

附图 -3   Ⅰ期结直肠癌的处理流程

（注：* 直肠癌患者推荐辅助放疗）

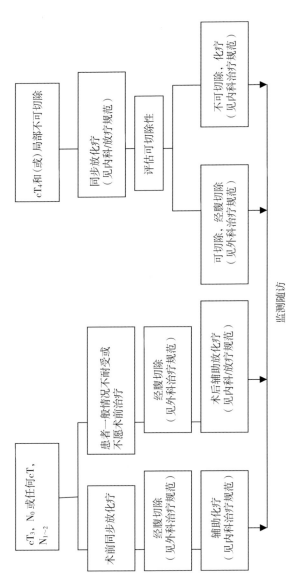

附图 -4 II/III 期直肠癌处理流程

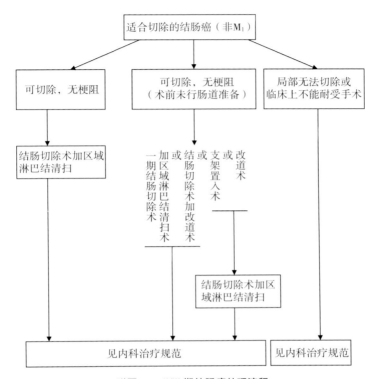

附图 –5　II/III 期结肠癌处理流程

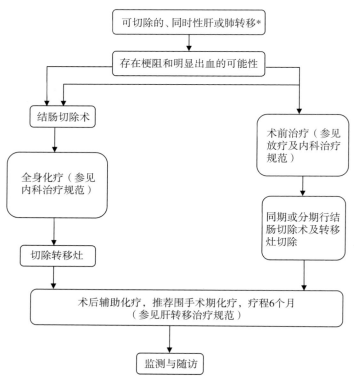

附图 –6　可切除的同时性肝／肺转移处理流程

（注：＊检测肿瘤 K-ras、N-ras、$BRAF$ 基因状态）

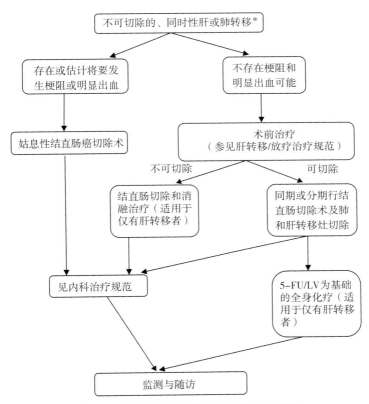

附图 –7　不可切除的同时性肝 / 肺转移处理流程

（注：* 检测肿瘤 *K-ras*、*N-ras*、*BRAF* 基因状态）

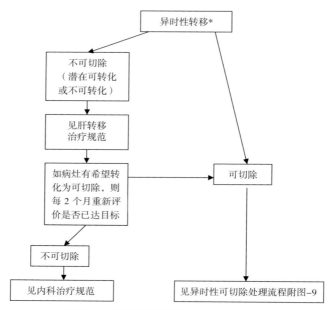

附图 –8　异时性转移的结直肠癌处理流程

（注：＊检测肿瘤 *K-ras*、*N-ras*、*BRAF* 基因状态）

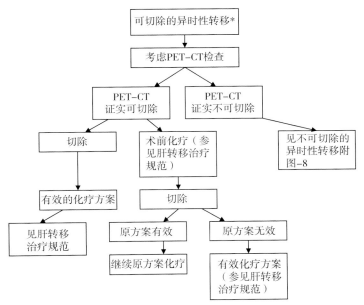

附图 -9 可切除异时性转移的结直肠癌处理流程
（注：* 检测肿瘤 *K-ras*、*N-ras*、*BRAF* 基因状态）

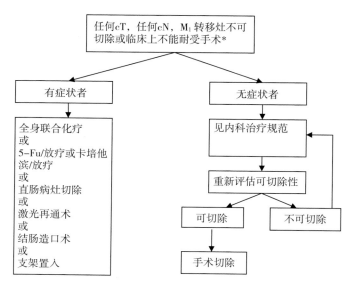

附图-10 转移灶不可切除的结直肠癌处理流程

（注：* 检测肿瘤 *K-ras*、*N-ras*、*BRAF* 基因状态）

- 病史和体检，每3～6个月1次，共2年，然后每6个月1次，总共5年，5年后每年1次
- 监测CEA*、CA19-9，每3～6个月1次，共2年，然后每6个月1次，总共5年，5年后每年1次
- 腹/盆超声、胸片每3～6个月1次，共2年，然后每6个月1次，总共5年，5年后每年1次
- 腹/盆CT或MRI每年1次
- 术后1年内行肠镜检查，如有异常，1年内复查；如未见息肉，3年内复查；然后5年1次，随诊检查出现的大肠腺瘤均推荐切除
- PET-CT不是常规推荐的检查项目

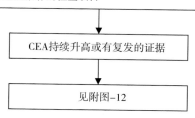

CEA持续升高或有复发的证据

见附图-12

附图-11 监测与随访流程图

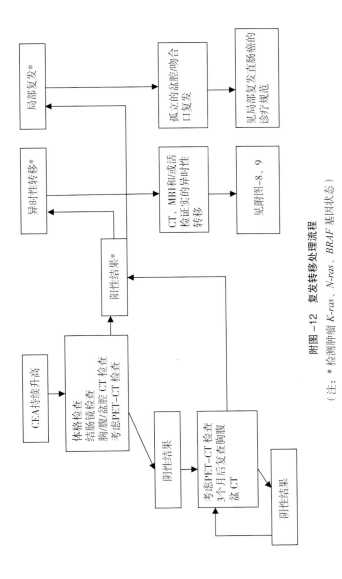

附图 -12 复发转移处理流程

（注：* 检测肿瘤 K-ras、N-ras、BRAF 基因状态）